In Forma senza Sforzo

di

Andrea Deli Angeli

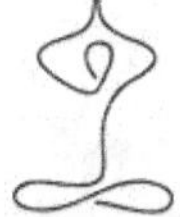

Dimagrire con il pensiero senza dieta né ginnastica: programma il cervello a stare bene e in salute senza sforzo col metodo naturale della mente quantica

ZERO RESISTANCE LIVING

Autore

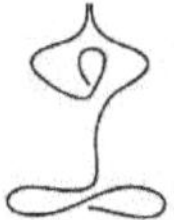

Andrea degli Angeli (al secolo Davide Borghi) è nato nel 1960, in Italia. Scrittore; studioso di testi sacri; filosofo; Alchimista.

Ha pubblicato Le Parole di Zenith, 2002; Corso d'iniziazione al Real Master Reiki, 2002; R.E.I. Rilascio Emozionale Istantaneo, 2002; Il segreto dell'illuminazione con la

PNL e la legge di attrazione, 2019; La Bestia la fine è in atto,2019; Il Vero Maestro Reiki, 2019; Form-V-La, 2019.

Le cose che ha imparato, insegnato e fatto, i diplomi e attestati conseguiti, e le iniziazioni ricevute, sono veramente troppe per elencarle tutte. Alcune di queste sono in Ipnosi; Programmazione Neurolinguistica; Reiki; Karuna; Coaching e Psicocibernetica. Incontra il Maestro INTERIORE (il Sé nel 1998). Raggiunge l'illuminazione nel 2016, e ora viaggia in dimensioni incomprensibili verso la LIBERAZIONE.

ZERO RESISTANCE LIVING

Note Legali

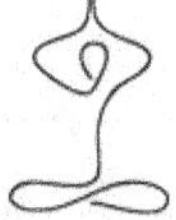

Le strategie riportate in questo documento sono il frutto di decine di anni di studi, quindi non è garantito il raggiungimento dei medesimi risultati.

L'autore si riserva il diritto di aggiornare o modificarne il contenuto, in base a nuove condizioni.

Questo documento ha solo ed

esclusivamente scopo informativo, e l'autore non si assume nessuna responsabilità dell'uso improprio di queste informazioni.

Zero Resistance Living

Tutti i diritti riservati

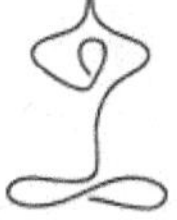

Prologo

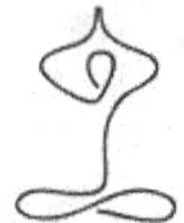

ZERO RESISTANCE LIVING

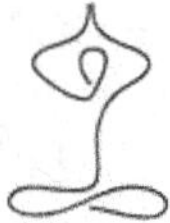

Sei fuori forma, stanca, incompresa?

Senti una forte mancanza di volontà?

Incostanza?

Hai la sensazione di cadere spesso sullo stesso argomento proponendoti di cominciare ad avere cura di te e riprendere in mano la tua vita, anche se qualche volta ci hai anche provato, ma arrivi all'autosabotaggio e come risultato tornare come o peggio di prima, mangiando troppo magari, stando troppo sul divano, davanti al telefono, al pc o alla TV, rimpinzandoti, e non trovi sollievo alcuno?

Sai che così non va, ma continui comunque a ripetere lo stesso schema e ogni volta ti senti sempre più scoraggiata?

Probabilmente alcune cose che ho detto rispecchiano la tua situazione, non perché sono un mago o un indovino, ma perché conosco i meccanismi della mente umana.

ZERO RESISTANCE LIVING

Beh! Ho una buona notizia per te!

Non sei affatto un fallimento, anzi!

La ripetizione di questo schema indesiderato è la prova che dentro di te ce un meccanismo chiamato "Meccanismo infallibile del successo" funziona perfettamente, purtroppo o per fortuna, questo lo vedremo ora.

Non importa quanto tu abbia messo decisione o determinazione, perché il meccanismo infallibile del successo che è nella tua mente è per l'appunto infallibile e quindi invincibile, Il problema è

che non è stato ancora programmato secondo i tuoi desideri.

Ti chiederai, ma cosa lo ha programmato allora sino ad adesso?

Esso viene programmato
dall'esperienza.

Quando hai un'esperienza di qua-
lunque genere, esso riceve una
specie di ordine che suona più o
meno così "ripetere quest'esperienza".

Quindi la soluzione è riprogrammare questo meccanismo secondo i tuoi desideri, spingendo a

ZERO RESISTANCE LIVING

farti assumere costantemente e senza fatica quei comportamenti nei quali fin ora è stato impossibile essere costante.

Da un libro chiamato "METODO SLUMBER" scritto dal dottor. Kantor, pubblicato nel 1963, ho ricavato la tecnica di cui ti parlerò nei prossimi capitoli.

Tecnica attestata da parecchie persone che hanno ottenuto ottimi risultati.

Leggendo questo testo e seguendo i miei consigli Il risultato è che farai spontaneamente e senza fatica ciò che sin ora ti è costato grande fatica, sforzo fin ad arrivare, a smettere, a cedere, a rinunciare.

Finalmente, avrai un metodo per ottenere il massimo dal tuo cervello avendo successo, senza limiti con l'immaginazione attiva.

Solo con il tuo potere personale e la tua Volontà.

Ti farà ottenere un fisico perfetto senza sforzo, applicando il metodo che non richiede nessuna forza di volontà.

ZERO RESISTANCE LIVING

Invece di fare la solita deludente e faticosa dieta, impara ad usare la Mente quantica.

Perdere peso e dimagrire senza dieta, per stare bene con te stesso in pochi giorni, è facile.

Usando la programmazione della mente inconscia per dimagrire con il pensiero, senza dieta, né ginnastica.

Insegna al tuo cervello a farti stare bene e in salute, senza sforzo, e in modo naturale.

Dopo aver letto questo libro e applicato ciò che ti suggerisco, ti stupirai.

Seguimi!

Zero Resistance Living

ZERO RESISTANCE LIVING

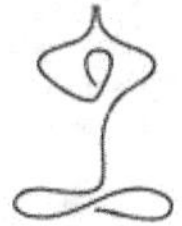

Il concetto della Zero Resistance Living, cioè vivere a zero resistenza, ovvero fluendo nel flusso della vita, è un concetto che accompagna tutti gli insegnamenti.

Per esempio, possiamo ricollegarlo all'insegnamento di Jesus, di quando disse:

"Non siate preoccupati per il domani, cercate prima il regno di Dio e tutte le altre cose saranno aggiunte."

 Ma cosa c'entra con: "In Forma Senza Sforzo"?

Tutte le cose comprendono una buona forma psicofisica!

La fiducia nella perfezione della vita, è ciò che rende il cuore calmo che genera una condizione di efficienza, di salute e di forma fisica ottimale.

ZERO RESISTANCE LIVING

Anche l'alimentazione errata spesso non è generata dalla cultura, ma dall'insoddisfazione; come anche l'assimilazione non perfetta degli alimenti.

Ma non vogliamo parlare né di alimentazione, né di attività fisica, bensì di atteggiamento mentale.

Cioè: nessuna fatica, nessuno sforzo per raggiungere la forma fisica, farlo solo con la mente.

Un Meccanismo Infallibile

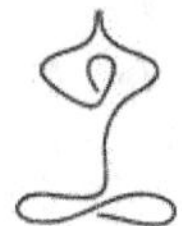

Zero Resistance Living

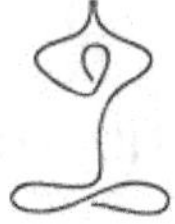

Decine di anni fa... Molte decine di anni fa, era venduto per posta (internet non c'era) un opuscolo che costava abbastanza: circa sessantamila lire, chiamato:

"METODO SLUMBER"

Che serviva a dimagrire col pensiero.

In questo metodo erano indicate procedure, suggerimenti di

autosuggestione abbastanza elementari e ingenui, che però se la persona che leggeva li applicava funzionavano, cioè senza sforzo la persona arrivava ad avere dei comportamenti adatti in quel caso a dimagrire.

 Il metodo era molto primitivo, fatto di canzoncine come:

"mi sazierò solo di sedano e verdure..." ...eccetera eccetera

Cioè la persona doveva semplicemente canticchiare cose, guardarsi allo specchio completamente spogliato o quasi, ma con

ZERO RESISTANCE LIVING

un sacchetto di carta in testa con due buchi per gli occhi, in modo da vedere solo il corpo e rendersi conto di qual' era la sua reale condizione fisica.

Insomma... affermazioni di auto-suggestione positive e visualizzazioni di una forma fisica ideale.

 Ora... il metodo era abbastanza ricco di cosette da fare, piuttosto impegnative; era anche estremamente "primitivo" ... tuttavia chi lo applicava otteneva quel risultato.

Questo in parte è dovuto a un meccanismo che c'è nella nostra mente.

Zero Resistance Living

Come funziona la mente

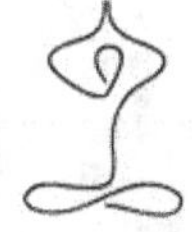

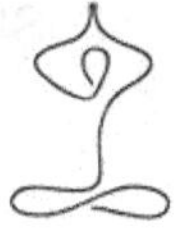

Questo meccanismo fa sì che quello che noi viviamo come esperienza nella nostra vita, venga scambiato dall'inconscio per un obiettivo.

In altre parole questo meccanismo della mente inconscia ritiene che, quello che ti succede, sia quello che lui deve far ricapitare.

Come mai questo meccanismo si programma tramite l'esperienza, anche se è dolorosa, anche se è di insuccesso?

Perché è un meccanismo primordiale; è un meccanismo legato all'istinto basilare cioè quello di sopravvivenza e la conclusione semplice dell'inconscio è: "Sono vivo, dunque l'esperienza che ho vissuto mi ha conservato in vita, perciò meglio ripetere questa che so già come va a finire, piuttosto di una che non so dove mi porta".

Questo è il motivo per cui una volta avuta un'esperienza di insuccesso, si tende a ripeterla.

ZERO RESISTANCE LIVING

Perché questo meccanismo è programmato a fartela ripetere e vince sempre lui.

 Anche se applichi una forza di volontà smisurata alla fine vince lui.

A meno che non riesci a riprogrammarlo.

Siccome per riprogrammarlo è necessario vivere un'esperienza di successo, sembra un cane che si morde la coda: "Per avere l'esperienza desiderata, devo riuscire ad avere l'esperienza desiderata".

Per questo meccanismo, farti ripetere le esperienze già vissute è un pieno successo.

Tanto che è stato chiamato "Meccanismo Infallibile del Successo"!

Purtroppo, nel nostro tempo non è la cosa migliore.

La nostra evoluzione è molto più veloce di quanto avveniva in tempi remoti e primitivi, perché la nostra mente cosciente è divenuta da tempo più veloce del corpo.

Ripetere quanto è già avvenuto assicura forse la sopravvivenza

Zero Resistance Living

fisica, ma non è certo la chiave del successo nel nostro tempo!

Sembra quasi che questo meccanismo sia diventato un nemico, dato che si oppone fermamente al cambiamento e, alla lunga, vince sempre!

Un meccanismo forse infallibile sì, ma di solito porta infallibilmente all'insuccesso!

Tuttavia... c'è una possibilità!

ZERO RESISTANCE LIVING

Riprogrammare l'inconscio

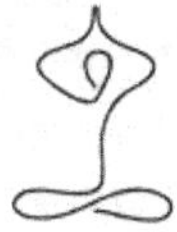

ZERO RESISTANCE LIVING

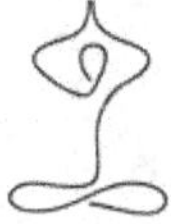

La nostra salvezza è la cono-
scenza di come funziona la programmazione del meccanismo.

Il cervello e la mente non distin-
guono un'esperienza reale da
un'esperienza vividamente imma-
ginata.

Qualcuno potrebbe avere delle
perplessità in questo, nel senso
che la coscienza vigile, l'intelli-
genza, distingue la differenza.

Ma è il cervello... ed è l'inconscio che non distingue la differenza.

La prova, una delle tante prove, è che se ti metti a pensare intensamente a qualcosa di ghiotto oppure a qualcosa di acido, come uno spicchio di limone e pensi di un morderlo, di succhiare questo succo, cominci a salivare.

 Non è certo la tua volontà quella di salivare, ma anche se decidi di non salivare l'acquolina arriva.

La salivazione avviene, perché l'inconscio è convinto che quello che tu hai immaginato sia vero.

Zero Resistance Living

Quindi per l'inconscio c'è il succo
di limone nella bocca, e serve la
saliva per diluirlo perché è acido.

ZERO RESISTANCE LIVING

Cosa devi fare

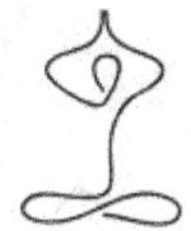

ZERO RESISTANCE LIVING

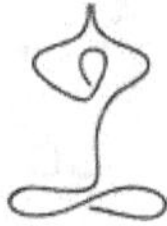

Ora... quello che è necessario fare, è immaginare vividamente le cose che possono essere deside-rabili, le esperienze di successo, cioè immaginare sé stessi nella condizione desiderata, in questo caso in una buona forma fisica, in una buona condizione psicofisica, di bell'aspetto, con energia, con condizioni muscolari, articolari, dei nervi, degli organi interni...

Tutti perfettamente ok.

Questa immaginazione, perché sia più efficace, deve essere protratta per tre settimane, una volta al giorno.

Tutti quelli che lo hanno fatto hanno ottenuto il loro obbiettivo, e lo otterrai anche tu... standotene steso sul divano!

Fino a quando ti verrà spontaneo e senza fatica iniziare un nuovo e felice stile di vita!

Per rendere ancora più efficace questa immaginazione è utile farlo

46

in condizioni che sono state studiate come certamente efficaci.

Vedremo tra poco quali sono le condizioni migliori, per porsi nella massima possibilità di condizionare e riprogrammare il meccanismo infallibile del successo, che finora è programmato a farti ottenere una forma fisica solo con fatica... mentre invece tu vuoi programmare una forma fisica buona, eccellente, senza fatica.

Il fatto che fai fatica, è perché il meccanismo infallibile del successo è programmato ché tu faccia fatica ad avere una buona forma fisica.

Il principio qui esposto è una cosa conosciuta da migliaia di anni, ma è stato spiegato un po' più tecnicamente nel libro "Psicocibernetica" di Maxwell Maltz del 1960, dal quale ho estratto questo ed altri manuali.

Ho applicato diverse tecnologie mentali in aggiunta, in modo da rendere il metodo facile e infallibile.

Vedremo tra poco quali sono questi modi per amplificare l'esercizio

Zero Resistance Living

che ti ho già descritto e che è efficace già così.

Qualche suggerimento fisico

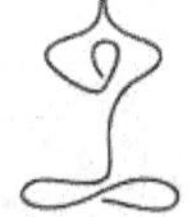

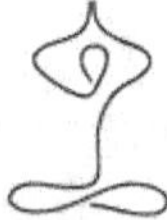

Prima di passare a questo, ti voglio dare alcuni suggerimenti fisici (in modo da integrare) anche se non è necessario, però può essere utile che tu li conosca.

Postura

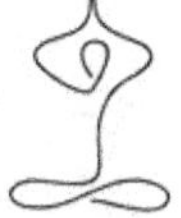

Per ottenere una buona forma fisica, la cosa migliore è avere una buona postura durante la giornata, se sei in una postura eretta e con le spalle abbassate e arretrate, con la testa eretta, questo è un esercizio che è molto più importante di fare ginnastica due o tre volte alla settimana, perché è un esercizio che fai tutto il giorno, una volta che ti sei abituato.

La colonna vertebrale eretta è la base di una buona forma fisica: è una delle cose più importanti.

Questo ti permette di raggiungere quello stato di ottimismo e sicurezza di te che invece, se sei abbacchiato non riesci ad ottenere, perché la postura è legata nell'inconscio alla tua condizione buona oppure cattiva.

Come diceva anche Charlie Brown in una striscia:

"Devo stare a testa in giù se voglio essere triste... mentre se voglio stare di buon umore devo stare

Zero Resistance Living

dritto! Se vuoi sentirti triste come me allora devi stare con la testa abbassata".

Non fare nulla in modo rigido e assumi un'espressione facciale felice.

Non devi stamparti nessun falso sorriso sulla bocca! Né assumere espressioni innaturali...

Immagina di sorridere... solo con gli occhi e con la fronte 😉

Le mani

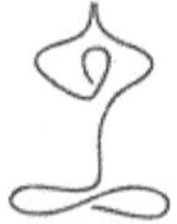

Un'altra cosa che riguarda una buona forma fisica e tutta l'energia di tutto il corpo è quella di aprire e chiudere le mani, per un tempo più prolungato possibile.

Aprirle e chiuderle velocemente. Importante è che le apriate bene.

Ad un certo punto, le mani, i polsi, gli avanbracci fanno male,

Zero Resistance Living

ma devi continuare fino a quando questo dolore se ne va.

Però, ad un certo punto la mano si blocca, non si muove più.

Questo succede perché hai smesso di respirare o ti sei messo a respirare poco: devi respirare profondamente e insistere in questo esercizio di aprire e chiudere le mani, fino al raggiungimento della soglia del dolore... che poi, continuando l'esercizio se ne va, ma devi respirare profondamente tutto il tempo.

Quando hai finito, tutto il corpo è pervaso di un'energia molto diversa.

Quindi se non fai altro, quest' esercizio probabilmente è il più importante, dopo quello della postura quotidiana.

ZERO RESISTANCE LIVING

La testa

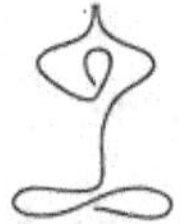

Un'altra cosa che riguarda la colonna vertebrale e quindi tutto il corpo, è la testa.

Inclinare più volte (con delicatezza, se non sei abituato) la testa in basso e in alto; a destra e a sinistra; e di lato -cioè con le orecchie verso le spalle- dalla una parte e dall'altra.

Un po' tutti i giorni, fino a quando puoi arrivare a fare una rotazione completa del capo alcune volte senza sentire più nessuno scricchiolio.

Questo significa che la tua colonna vertebrale ha cominciato a rispondere e avrai un grosso vantaggio.

Zero Resistance Living

I Glutei

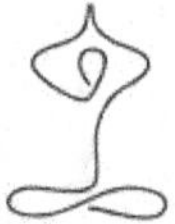

Ultimo suggerimento i glutei.

Questo fa parte della postura.

Almeno quando te lo ricordi, tieni contratti i glutei oppure contraili qualche volta, stringi forte e senti che la colonna vertebrale ne ha un giovamento.

I piedi

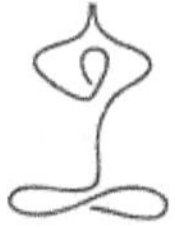

Infine, se è possibile tieni il peso del corpo non sui talloni, che non sono fatti per reggere il peso del corpo, ma sull'avampiede.

Non c'è bisogno di stare in punta di piedi, ma spostando il peso del corpo in avanti, sei più flessibile.

Se fai queste cose, ti sentirai meglio subito e anche lo specchio ti

ZERO RESISTANCE LIVING

darà conferma immediatamente,
non devi aspettare domani e nep-
pure un'ora... te ne accorgi proprio
subito!

ZERO RESISTANCE LIVING

Per una sicura riuscita

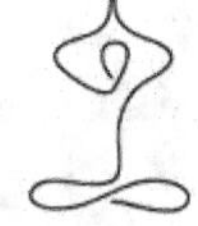

ZERO RESISTANCE LIVING

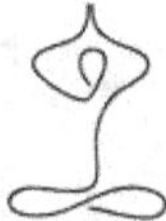

Ora veniamo alle condizioni ideali per riuscire con la mente a programmare in modo più efficace e possibile il meccanismo infallibile del successo, per una buona forma fisica senza nessuna fatica e nessuno sforzo.

Mettiti comodo e segui le istruzioni.

Ti metti comodo o al risveglio la mattina o alla sera prima di dormire o anche un altro momento.

Chiudi gli occhi e ti rilassi.

Puoi ascoltare una musica positiva che ti ispira, però non deve essere un brano che contiene parole italiane, né in nessuna lingua che tu conosca (solo musica va benissimo).

Respira profondamente, riempi bene i polmoni, assapora il respiro che hai fatto e espira lentamente.

Zero Resistance Living

Ad ogni respiro, uno dopo l'altro
questi respiri, in sequenza immagina le seguenti cose:

ZERO RESISTANCE LIVING

FASE UNO

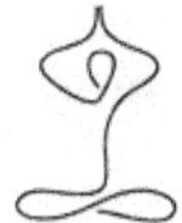

1. Una fetta di anguria.

2. Un caco maturo.

3. Una banana con la buccia
   gialla.

4. Un prato verde.

5. Un lago blu.

6. Due ali d'argento.

7. Una galassia Viola nello
    spazio.

ZERO RESISTANCE LIVING

FASE DUE

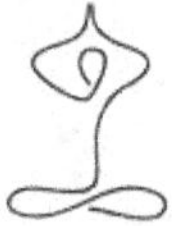

Poi conterai mentalmente da 21 a 1: un numero ad ogni respiro profondo e lento che farai.

Quindi... sempre un respiro per ogni numero, conti mentalmente da 21 a 1.

Un numero per ogni respiro! (Non fino a 0 ma fino a 1 ricorda!)

Respiri normali, naturali, profondi,
lenti.

Zero Resistance Living

FASE TRE

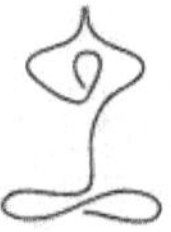

A questo punto, immagina di essere davanti a uno specchio magico e immagina che in questo specchio si riflette il tuo aspetto: ma non quello che sei abituato a vedere di solito, un aspetto eccellente, una buona forma fisica, un bel colorito, un'espressione positiva, una postura di persona ottimista, vincente, sicura di sé.

Questo specchio magico riesce a visualizzare anche cose che nor- malmente non si vedono.

Ad esempio la tua energia che è abbondante.

Riesce a visualizzare e vedere come se fosse una specie di vista a raggi-x, gli organi interni, tutti quanti uno ad uno perfettamente funzionanti.

Soprattutto la colonna vertebrale e tutto lo scheletro, con tutte le giunture, con tutte le cartilagini tutto perfettamente funzionante e lubrificato... e i muscoli, tonici in

ZERO RESISTANCE LIVING

buone condizioni, con una bella forma e un buon colore; e i tendini.

Il cervello e i nervi, con il loro perfetto funzionamento, tutti i collegamenti elettromagnetici, elettrici e chimici che funzionano bene, la mente che funziona perfettamente.

FASE QUATTRO

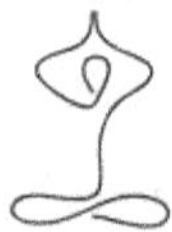

Poi immagina che questo specchio si trasforma in uno schermo che proietta un film, dove puoi vedere la tua perfetta immagine, di questo te stesso... che si dedica facilmente a quelle attività che tu stesso ritieni le migliori per ottenere i risultati che desideri, cioè una perfetta forma fisica e mentale.

ZERO RESISTANCE LIVING

Quelle attività che tu pensi che siano, quelle adatte.

Continua a fare questa visualizzazione, fino a quando riesci a provare soddisfazione, per quello che vedi, come se fosse la realtà: e poi puoi cessare l'esercizio.

Risultato permanente

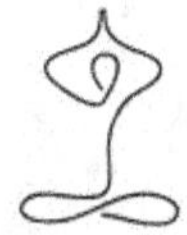

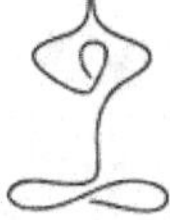

Ripeti questo esercizio una volta al giorno, fai questi passi per 21 giorni di seguito senza interruzione.

Durante questi giorni, potrebbe già venirti spontaneo comportarti nei modi che hai visualizzato e potresti già vedere dei risultati soddisfacenti, anche se non hai fatto nessuno sforzo, ma non pensare che hai finito il tuo lavoro: la programmazione del meccanismo infallibile del successo è incompleta.

Perché sia permanente devi completare tutti i 21 giorni, anche se alla fine quello che visualizzi è già corrispondente alla tua realtà fisica.

Stai attento ai giorni in cui potresti saltare l'esercizio, che sono:

il quarto, l'ottavo, l'undicesimo, il quindicesimo e il diciottesimo.

Non devi saltare un solo giorno.

ZERO RESISTANCE LIVING

Se salti un giorno, devi ricomin-
ciare da capo e ripetere il ciclo di
21 giorni.

ZERO RESISTANCE LIVING

Non è magia

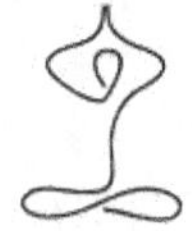

Zero Resistance Living

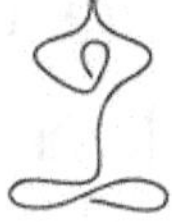

Se fai queste cose, che sono semplicemente 5-10 minuti di rilassamento piacevole che tu puoi fare ascoltando magari una musica che ti ispira, vedrai il tuo corpo diventare quello che tu hai pensato magicamente, apparentemente.

In realtà, quello che noi pensiamo è quello che noi diventiamo.

Se continui a pensare ai tuoi di-
fetti, i tuoi problemi amplifiche-
ranno.

Perciò... questo esercizio serve a
togliere la programmazione sba-
gliata del meccanismo infallibile
del successo.

Vuoi di più?

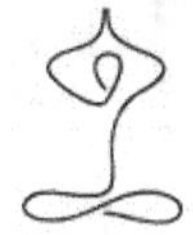

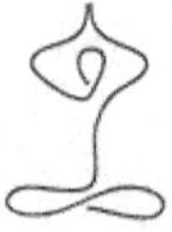

Se sei anche interessato ad ap-
profondire questo tipo di cono-
scenza, per padroneggiarla ancora meglio e accedere ad un li-
vello ancora superiore, troverai
molto interessanti i video di cui ti
ho già parlato e che trovi alla pa-
gina di youtube:

www.you-
tube.com/watch?v=EBJ06wj
zGxU&t=1222s

Raccontami la tua esperienza di successo, a questo indirizzo:

zenithswords@gmail.com

Mi farà piacere se ti va, e complimenti per la tua nuova vita.

Puoi trovarmi anche su Facebook al link sottostante.

www.facebook.com/AndreaDegliAngeli

oppure cercando su Facebook:

Andrea Nathaniel degli Angeli

Zero Resistance Living

Con affetto il tuo coach on the
couch

Andrea Degli Angeli

ZERO RESISTANCE LIVING

Avrai capito che questo è il metodo pratico che è stato spiegato nel famoso documentario e libro "the secret".

Quindi, avrai anche capito che questo super report, potrebbe servirti per acquistare una nuova qualità permanete, ogni 21 giorni.

(si! una NUOVA qualità ogni 21 giorni).

È veramente un grande regalo, praticamente la lampada di Aladino, ma non con tre desideri, bensì molti di più... Alla prossima!

PS: Forse non dovrei dirtelo, ma nel caso tu sia anche pronto a qualcosa di diciamo un po' più "energetico" (se ti piace la serie guerre stellari) allora troverai decisamente molto interessante la serie di video JEDI che trovi a questo indirizzo:

https://page.co/L24q

Che la "Forza" sia con te!

INDICE

Zero Resistance Living